AF314496

DES MOYENS

DE

RECONNAITRE ET DE DOSER LE SUCRE DES URINES

CHEZ LES DIABÉTIQUES

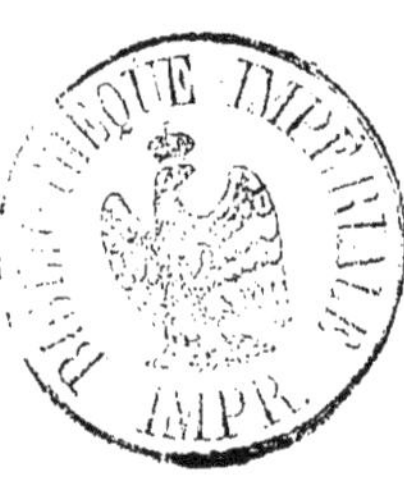

PAR M. LE DOCTEUR FAUCONNEAU-DUFRESNE.

La brillante découverte de la glycogénie ayant appelé de tous côtés des études nouvelles sur le diabète, cette maladie est devenue familière aux médecins. Ils savent à présent la découvrir de bonne heure et entraver ses progrès. Aucun d'eux ne la considère plus comme essentiellement mortelle, ainsi qu'on en avait la croyance au temps de Rollo et de Nicolas et Gueudeville.

Il importe de bien préciser les procédés et les instruments les plus sûrs pour constater, dès le principe, la présence du glycose dans les urines et pour en mesurer les quantités. On établit ainsi, d'une manière certaine, le diagnostic de la maladie et l'on peut en suivre avec exactitude les diverses phases.

Plusieurs de nos abonnés des départements nous ayant demandé des renseignements à cet égard, nous avons prié notre collaborateur, M. le docteur Fauconneau-Dufresne, qui s'occupe en ce moment de la rédaction d'un *Traité du Diabète*, d'écrire, pour l'UNION MÉDICALE, la note suivante :

§ I. — MOYENS PROPRES A RECONNAITRE LA PRÉSENCE DU GLYCOSE DANS LES URINES.

Ces moyens consistent dans les alcalis caustiques, — dans la réduction d'un sel de cuivre par le glycose sous l'influence de la potasse, — dans la fermentation, — dans l'extraction directe du sucre. Nous nous bornerons à mentionner d'autres signes trop peu certains.

1° Alcalis caustiques.

L'épreuve la plus facile pour constater qu'il existe du glycose dans l'urine, est de chauffer jusqu'à l'ébullition, à la flamme d'une lampe à esprit de vin, 10 grammes environ d'urine, dans un petit tube, après y avoir mis à peu près 1 gramme de potasse caustique. La liqueur prend de suite une couleur brunâtre, dont la teinte plus ou moins foncée peut aller jusqu'au noir. Cette teinte est due à l'action de la potasse qui transforme le glycose en acide mélassique, qui n'est qu'une variété d'acide ulmique, et donne lieu à la formation d'un ulmate de potasse.

Cette réaction, très facile à obtenir, est irrécusable, lorsque la quantité de sucre est notable. Il faut remarquer, cependant, que, si l'urine est très colorée et contient du mucus, on peut éprouver quelque doute, parce que cette urine est susceptible de prendre une légère coloration brunâtre et éprouver un certain trouble, ce qui tient à l'action de l'alcali sur la matière colorante de l'urine et à la destruction du mucus. Pour éviter ces inconvénients, on débarrassera l'urine de la plus grande partie de ses sels et de ses matières organiques en traitant le liquide par le sous-acétate de plomb, le filtrant, puis en le traitant encore par le sulfate de soude et le filtrant de nouveau. On sera alors certain, en faisant bouillir la liqueur avec la potasse que, si elle brunit, c'est qu'elle contient du sucre; mais quand il n'y en a qu'une très faible quantité, ce réactif ne l'indique pas toujours, le sous-acétate de plomb précipitant toujours une proportion notable de sucre dans les liqueurs contenant des principes protéiques.

Quoique le procédé par la potasse donne des résultats assez exacts, surtout en prenant les précautions qui viennent d'être indiquées, quelques auteurs, cependant, donnent la préférence à la chaux qu'on fait agir directement sur l'urine. Voici comment on procède : on prépare un lait de chaux en délitant 50 grammes de chaux vive avec un peu d'eau; puis on la délaye dans un litre d'eau et l'on conserve ce mélange dans un flacon bien bouché. Pour faire l'expérience, on met dans un ballon d'essai partie égale environ de lait de chaux et de l'urine à examiner, et l'on fait bouillir pendant quelques secondes. Si l'urine contient du sucre, elle prend immédiatement une teinte plus foncée. On juge par l'intensité de la coloration de la quantité approximative de sucre contenue dans l'urine.

2° Réduction d'un sel de cuivre par le glycose sous l'influence de la potasse.

Le sel de cuivre que l'on emploie habituellement est le sulfate uni au tartrate de potasse neutre et à la potasse caustique. Frommherz a le premier signalé la réduction des sels de cuivre par le glycose. Après lui, M. Barreswil a appliqué cette réduction au dosage du glycose mélangé au sucre cristallisable ordinaire, et a donné la composition d'une liqueur destinée à cet usage. Mais Quévenne, en signalant l'inconvénient qui peut résulter de l'altération par le temps de la liqueur Barreswil, a fait connaître la formule d'une liqueur employée en Allemagne, sous le nom de réactif de Fehling. Cette préparation a l'avantage de se conserver très longtemps sans altération. Nous ferons connaître sa composition au deuxième paragraphe. C'est celle à laquelle nous donnons la préférence ; cependant les observations qui vont suivre s'appliquent d'une manière générale à tous les réactifs cupro-potassiques.

Voici ce qui se passe lorsqu'on fait bouillir avec cette liqueur une certaine quantité de glycose. Sous l'influence de cet élément nouveau, la potasse, en excès dans le réactif, précipite l'oxyde de cuivre, qui, en présence du sucre, est réduit à l'état de sous-oxyde de cuivre, lequel se précipite alors sous forme d'une poudre jaune ocre ou jaune rougeâtre.

L'emploi du réactif cupro-potassique exige quelques précautions. Lorsqu'il y a peu de sucre, le précipité ne se fait pas toujours immédiatement, et il faut attendre le refroidissement du liquide pour le voir s'effectuer. Dans d'autres cas, c'est un précipité vert qui se forme d'abord, et il ne devient jaune ocre ou rougeâtre qu'après une ébullition plus ou moins prolongée ; quelquefois il faut jusqu'à 24 heures de contact entre l'urine et le réactif pour que cet effet se produise complétement.

Les chances d'erreur, *quand il n'y a pas de sucre*, sont assez nombreuses, car les liqueurs cuivrées ont l'inconvénient d'être trop sensibles et de faire croire à la présence de cette substance lorsqu'il n'en existe pas une trace. Cela a lieu dans les circonstances suivantes : lorsque ces liqueurs sont anciennes, elles précipitent du sous-oxyde de cuivre par la simple ébullition sans aucune addition, ou bien avec une urine quelconque non sucrée. — Lorsqu'on traite par ce liquide une urine dense, fortement chargée de matière colorante, et qu'on fait bouillir, il se forme un précipité d'oxyde de cuivre non réduit, qui, entraînant avec lui une portion de la matière colorante, paraît jaune ou même jaune rougeâtre. — Lorsqu'un liquide contient beaucoup d'acide urique, il peut y avoir réduction véritable de l'oxyde de cuivre et formation d'un précipité jaunâtre, ou plutôt brunâtre, qui peut en imposer pour la présence du sucre. — Enfin, quand les urines contiennent quelques traces de liqueur prostatique, il y a réduction complète.

Pour éviter toutes ces chances d'erreur, voici la marche à suivre : on traite une quantité donnée d'urine par une petite portion d'acétate de plomb liquide, et on agite. Il se forme immédiatement un précipité abondant constitué par des sels insolubles de plomb et des combinaisons insolubles de ces sels avec le mucus, par les matières extractives et la plus grande partie de la matière colorante. On filtre, on s'assure que la liqueur ne précipite plus par une nouvelle addition de sous-acétate de plomb ; puis on ajoute du sulfate de soude en excès. On a soin de faire chauffer, et le sulfate de soude précipite alors tout ce qui peut rester de plomb à l'état de sulfate de plomb insoluble. On filtre de nouveau, et, dans le liquide filtré, il ne reste plus qu'un peu d'acétate de soude, de sulfate de soude et d'urée, principes qui n'agissent pas sur la liqueur en question, et enfin, le sucre, qui seul peut être l'agent capable de réduire ce sel de cuivre. On opère sur le produit de cette deuxième filtration, et si le précipité ne se montre pas de suite, ou bien s'il se présente avec une couleur verdâtre, on laisse refroidir la liqueur et on attend qu'il se soit déposé au fond.

De cette manière, on peut conclure à la présence du sucre, quand on a pris les précautions indiquées.

3° **Fermentation.**

Ce procédé est fondé sur la propriété fermentescible du sucre, lequel, par suite, donne naissance à de l'acide carbonique et à de l'alcool. Il fournit le seul caractère sans réplique qui permette d'affirmer la présence du glycose, mais aussi il présente le plus de difficultés dans son emploi.

On peut faire fermenter des urines concentrées dans le vide ou des urines étendues ; dans ce second cas, il est nécessaire que le liquide contienne une notable quantité de sucre pour que la fermentation puisse s'opérer. Dans les deux cas, soit qu'il s'agisse d'une urine naturellement riche en sucre, soit que ce dernier principe y ait été concentré au moyen de l'évaporation dans le vide, le liquide ne tarde pas à fermenter. Si le temps est chaud, ou si l'on a placé le liquide dans un lieu dont la température soit assez élevée, un ferment naturel, d'autant plus abondant que les urines sont plus chargées de mucus, agit sur le sucre et les décompose assez rapidement en acide carbonique qui se dégage, et en alcool, qui reste en dissolution dans la liqueur, dont on peut le retirer par la distillation.

S'il y a peu de sucre dans la liqueur et qu'on n'ait pas de machine pneumatique à sa disposition, il faut concentrer le liquide par l'ébullition. Mais alors cette ébullition détruit le ferment naturel des urines diabétiques, et il devient nécessaire d'y ajouter un peu de levûre de bière pour opérer la fermentation.

Voici l'appareil dont on peut se servir et comment on opère. On place l'urine dans un flacon, qui communique par un tube avec un autre flacon renfermant de l'eau de chaux. On ajoute à l'urine une petite proportion de levûre de bière. Le premier flacon est placé dans un bain-marie chauffé à $+$ 25 ou 30° centig. ; la réaction s'établit ; l'acide carbonique produit par la fermentation sucrée se dégage vers le second flacon et annonce sa présence par un précipité blanc de carbonate de chaux. Un autre tube partant du second flacon va plonger dans une éprouvette à pied remplie d'eau de chaux ; il est destiné à s'opposer à l'action de l'acide carbonique de l'air sur le liquide du second flacon. L'alcool qui s'est en même temps formé reste mélangé avec le liquide du premier flacon.

Lorsque la fermentation est terminée, il faut placer le liquide de ce flacon dans une cornue et le distiller au bain-marie. Le point d'ébullition de l'alcool étant moins élevé que celui de l'eau, l'alcool passe dans le premier tiers du liquide distillé ; on le recueille et on le reconnaît à ses caractères.

On doit avoir la précaution d'employer de la levûre récente des brasseurs, et de la laver avec soin, d'opérer la fermentation au-dessous de 30°, pour éviter toute chance de coaguler le ferment, de considérer comme n'étant pas dû au sucre en fermentation, mais à des altérations organiques, le dégagement des gaz qui tarderait plus de deux heures à se produire.

Le procédé par fermentation est peu employé, en raison de la longueur des opérations.

4° Extraction directe du sucre.

L'extraction directe du sucre est le procédé le plus ancien ; il n'y a pas encore long-temps qu'il était le seul employé. On réduit les urines, par l'ébullition, à un état voisin de la consistance sirupeuse, on traite ensuite par l'acétate de plomb, qui précipite les matières organiques azotées et la plupart des sels solubles, qu'il transforme en sels de plomb insolubles. On filtre et l'on obtient ainsi un liquide contenant du sucre, de l'urée, plus un excès d'acétate de plomb. On se débarrasse du plomb en traitant la liqueur par un courant d'hydrogène sulfuré ; on fait bouillir ; on concentre encore la liqueur et on fait cristalliser le sucre. Cette cristallisation est toutefois confuse, disséminée et presque toujours mélangée d'une certaine quantité d'urée ; mais elle permet d'y reconnaître la nature du principe immédiat qu'on a ainsi concentré.

Ce procédé est très long, assez difficile à exécuter, et le sucre qu'on obtient par lui est toujours mélangé d'une certaine quantité d'urée.

Nous n'avons décrit que les principaux procédés. Il en existe un grand nombre ; les uns pourraient être utilement employés, les autres exigent un temps trop long ; il en est, enfin, qui doivent être rejetés comme pouvant donner de faux résultats.

Notons ici quelques circonstances qui peuvent mettre sur la voie de l'existence du diabète. Lorsqu'on laisse tomber sur une étoffe noire quelques gouttes d'urine diabétique, il s'y forme des taches blanchâtres et poisseuses. Si quelques gouttes d'urine diabétique sont tombées sur les doigts et qu'on frotte ceux-ci l'un contre l'autre, ils restent collants et poisseux. En été, on voit les mouches se porter à la surface d'une urine diabétique. Si l'on expose de l'urine diabétique à l'air pendant quelque temps, elle acquiert une odeur vineuse et alcoolique.

§ II. — Moyens employés pour doser la quantité de sucre contenue dans les urines diabétiques.

Pour ne pas allonger cette note, nous ne décrirons que les deux procédés les plus faciles à mettre en usage : le dosage par le procédé de Fehling, et celui par le diabétomètre de Robiquet.

1° Dosage du sucre par le procédé de Fehling.

La liqueur de Fehling se prépare de la manière suivante : on prend : 1° 40 grammes de sulfate de cuivre cristallisé, 160 grammes d'eau distillée; — 2° 140 grammes de potasse caustique, 500 grammes d'eau distillée; — 3° 160 grammes de tartrate de potasse neutre, 100 grammes d'eau distillée. On dissout chaque sel séparément à l'aide d'une douce chaleur et en agitant. Puis la solution de potasse étant contenue dans une capsule, on y ajoute d'abord celle de tartrate de potasse et ensuite, *peu à peu et en agitant*, celle de sulfate de cuivre. Il se forme un précipité bleuâtre qui disparaît à mesure, en même temps que le liquide prend une belle couleur violette. On laisse refroidir. On complète le volume de 1,155 centim. cubes, ou en poids 1,353 grammes. 20 centimètres cubes de cette liqueur sont entièrement décolorés par 0,1 décigramme de glycose.

Le titre de la liqueur étant connu, on peut déterminer avec précision la quantité de sucre contenue dans l'urine. Pour cela, on introduit d'abord dans un ballon 10 centimètres cubes de réactif. On y ajoute 1 gramme environ de potasse caustique. On chauffe jusqu'à l'ébullition. On prend alors une burette graduée par centimètres cubes, on la remplit avec l'urine décolorée, au besoin, par le charbon animal, ou mieux encore l'urine traitée par l'acétate de plomb et le sulfate de soude, comme il a été dit ci-dessus. Le réactif étant en ébullition, on verse l'urine goutte à goutte dans le ballon, en examinant attentivement le degré de coloration que prend le réactif, et en ayant soin d'agiter le ballon à mesure qu'on y verse chaque goutte d'urine. Lorsque la liqueur s'est troublée en devenant d'un rouge net, on laisse le dépôt se former et on examine avec attention si la liqueur surnageante est encore colorée en bleu. Si elle reste colorée de cette nuance, on continue avec précaution l'addition goutte à goutte de l'urine, en suspendant de temps en temps l'ébullition, et en observant la masse liquide de bas en haut, ou en plaçant le ballon en face d'une feuille de papier blanc. Lorsque la liqueur a perdu entièrement sa coloration bleue, on lit sur la burette la quantité de centimètres cubes d'urine employée. On peut déterminer alors combien de sucre existe dans 1,000 centimètres cubes, en procédant ainsi : si le réactif est titré de manière que 10 centimètres cubes sont réduits par 0,05 de glycose, il est évident que le nombre de centimètres cubes d'urine qui ont réduit les 10 centimètres cubes du réactif contiennent 0,05 de glycose, et l'on peut calculer par la formule suivante :

$$A : 0,05 : : 1,000 : x$$

Si A centimètres cubes d'urine employée contiennent 0,05 de glycose, 1,000 grammes ou un litre contiendront x, ou $x = \dfrac{1,000 \times 0,05}{A} = \dfrac{50}{A}$, d'où il suit que l'on obtient le poids de glycose contenu dans un litre d'urine, en divisant 50 par le nombre A de centimètres cubes d'urine employée pour décolorer 10 centimètres cubes de la liqueur d'épreuve.

Au moyen du tableau suivant, on aura de suite, sans faire de calculs, la quantité de glycose contenue dans l'urine.

TABLEAU

Indiquant les quantités de glycose contenues dans les urines essayées avec la liqueur titrée de Fehling.

Quantité de liqueur titrée employée pour l'expérience.	Centimètres cubes d'urine nécessaires pour opérer la décoloration.	Quantité de glycose contenue dans un litre d'urine.	Quantité de liqueur titrée employée pour l'expérience.	Centimètres cubes d'urine nécessaires pour opérer la décoloration.	Quantité de glycose contenue dans un litre d'urine.
		grammes.			grammes.
1,0	50			12,5	4
1,5	33,33			13,0	3,84
2,0	25			14,0	3,57
2,5	20			15,0	3,33
3,0	16,66			16,0	3,12
3,5	14,275			17,0	2,94
4,0	12,50			18,0	2,77
4,5	11,11			19,0	2,63
5,0	10			20,0	2,50
5,5	9,09			21,0	2,38
6,0	8,33			22,0	2,27
6,5	7,69			23,0	2,17
7,0	7,14			24,0	2,08
7,5	6,66			25,0	2
8,0	6,25			30,0	1,665
8,5	5,88			35,0	1,428
9,0	5,55			40,0	1,25
9,5	5,26			45,0	1,11
10,0	5			50,0	1
10,5	4,76			60,0	0,83
11,0	4,54			70,0	0,71
11,5	4,34			80,0	0,63
12,0	4,165			90,0	0,55
				100	0,50

(Colonnes de gauche et de droite : Dix centimètres cubes de liqueur titrée de Fehling.)

Il est bon de remarquer que, lorsqu'on, emploie le réactif de Fehling pour doser le sucre dans un liquide autre que l'urine, qui ne contient aucune matière susceptible de brunir par l'action de la potasse en excès du réactif, le moment indiqué de la disparition du glycose est la décoloration complète du liquide. Nous avons dit que la potasse possédait la propriété de brunir l'urine sucrée ; cette action ne disparaît pas complétement en présence de la réduction du sel de cuivre. Il ne faut donc pas s'attendre à trouver un liquide incolore après que la couleur bleue a cessé de paraître, mais une liqueur jaune ét même légèrement verte par suite d'une petite quantité de liqueur bleue échappée à la décomposition. Cette teinte verte, *très légère*, est même utile, jusqu'à un certain point, pour indiquer que l'on a arrêté à temps l'addition de l'urine, qui, si elle était ajoutée en excès, fausserait les bases du calcul.

Il faut ajouter encore que, pour ne pas être induit en erreur, l'opérateur doit faire l'essai sur une urine provenant du mélange de toutes celles qui sont rendues dans les vingt-quatre heures; autrement, il s'exposerait à trouver des quantités de sucre très différentes selon qu'il agirait sur un liquide rendu à des intervalles plus ou moins éloignés des repas. Naturellement, les urines émises deux ou trois heures après les repas sont beaucoup plus chargées de sucre que celles qui viennent ensuite.

2° **Dosage du sucre par le diabétomètre de Robiquet.**

Un procédé très certain pour décéler la présence du sucre dans l'urine et surtout pour le doser, consiste dans l'emploi des polarimètres. On peut se servir du polarimètre de Biot, du saccharimètre de Soleil, de l'albuminomètre de Becquerel ou du diabétomètre de Robiquet.

Ces instruments sont fondés sur la propriété que possède l'urine des diabétiques de dévier à droite le rayon de lumière polarisée, conséquemment dans le même sens que le sucre solide qu'on en retire par l'évaporation. L'énergie de cette déviation est proportionnelle à l'intensité de la maladie.

Le diabétomètre de M. Robiquet étant l'instrument de ce genre le plus commode à employer et le moins cher, nous nous bornerons à parler de celui-là.

(Fig. 1.)

(Fig. 2.)

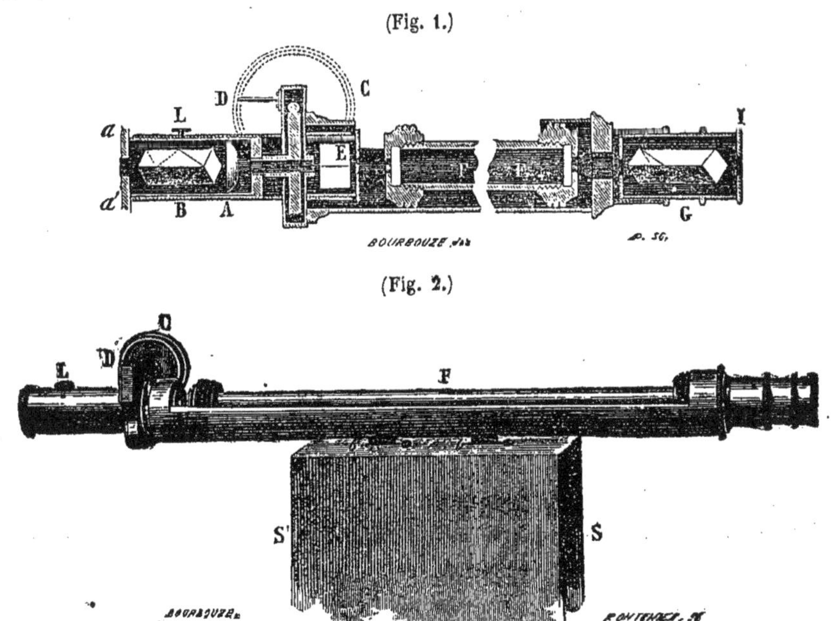

(Fig. 3.)

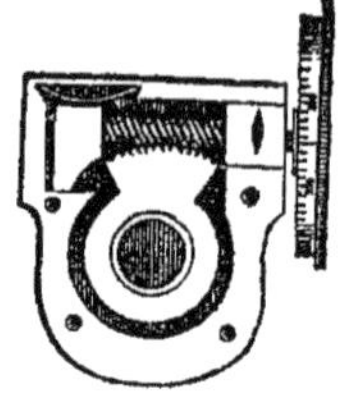

Description de l'appareil (fig. 1).

A. — Loupe simple : elle peut être avancée ou reculée rectilignement, au moyen de sa bonnette *aa'*, ce qui permet de fixer la vision sur la plaque bi-quartz : E.

B. — Prisme de Nicol, faisant fonction d'analyseur.

C. — Cercle gradué pouvant tourner dans un plan vertical et entraîner, dans sa rotation, l'analyseur B : cette communication de mouvement est facilement saisie à la seule inspection de la fig, 3.

D. — Petite tige triangulaire servant de point de repère pour compter les degrés du du cercle gradué.

E. — Plaque de quartz à double rotation, composée de deux demi-disques ayant chacun une épaisseur de $7^{mm},60$ et donnant la teinte sensible bleue-violacée, lorsque l'instrument est réglé au zéro.

F. — Tube central destiné à recevoir des liqueurs à analyser : il est terminé par deux bonnettes à plans de glace mobiles, et un diaphragme métallique est placé dans son intérieur pour régulariser la marche des rayons polarisés.

G. — Prisme de Nicol servant de polariseur et ne laissant passer que le rayon extraordinaire.

I. — Bonnette en verre vert-pâle pouvant s'enlever à volonté lorsqu'on opère à la lumière du jour.

La fig. 2 représente, en perspective, le Diabétomètre monté sur la boîte SS' servant de pied.

Manière d'opérer.

Détermination du zéro, correspondant à l'égalité de teinte bleue-violacée donnée par la lame bi-quartz. — Fixer l'instrument sur la boîte SS', mettre en place le tube central F et viser la flamme d'une lampe bien allumée. Saisissant alors l'extrémité *aa'*, l'observateur enfoncera ou attirera à lui, suivant la nature de sa vue, le tube mobile contenant la loupe A jusqu'à ce qu'il aperçoive bien nettement une image circulaire partagée en deux parties égales par une raie noire verticale et ayant, entre ces deux moitiés, une égalité de teinte parfaite tirant sur le bleu-violacé. En ce moment, le zéro du cercle gradué doit se trouver en regard du point de repère D. Pour peu qu'on fasse passer le zéro en deçà ou au delà, l'égalité de teinte sera rompue. Aussi les physiciens ont-ils donné à la teinte bleue-violacée, correspondant au zéro, le nom de teinte sensible. Si, par une secousse trop forte, l'analyseur était déplacé de sa position normale, l'égalité de teinte serait encore troublée, mais on pourrait très facilement remédier à cet accident ; il suffirait pour cela de desserrer la vis L et de faire très légèrement osciller à droite ou à gauche la bonnette *aa'* jusqu'à ce que l'égalité de teinte se reproduise. A ce moment, on serre de nouveau la vis L et l'instrument se trouve réglé.

Il est très essentiel d'habituer l'œil à saisir l'égalité de teinte correspondant au zéro de l'instrument ainsi que la moindre différence qui pourrait se produire entre les deux moitiés du disque coloré.

Préparation de la liqueur à analyser. — L'instrument étant réglé au zéro et l'œil de l'observateur parfaitement exercé à saisir la teinte sensible, bleue-violacée, il ne reste plus qu'à préparer la liqueur à observer. Pour cela, on mesure, dans l'éprouvette graduée, 25 centimètres cubes d'urine diabétique, 1 centimètre cube d'extrait de saturne et 1 centimètre cube d'ammoniaque liquide. On complète exactement, avec de l'eau, un volume de 50 centimètres cubes, on mêle les liqueurs avec la baguette de verre, et, après quelques minutes de repos, on filtre dans l'éprouvette non graduée. Les premières portions de liquide qui passent sont ordinairement un peu troubles, on les reverse sur le filtre jusqu'à ce qu'on obtienne une limpidité parfaite.

Remplissage du tube central. — On dévisse une des deux bonnettes du tube central F dans lequel on verse, en petit filet, la liqueur filtrée et décolorée, jusqu'à ce qu'elle dépasse légèrement l'orifice. A ce moment, on fait glisser le petit plan de glace sur l'extrémité découverte du tube et on visse la bonnette. A cause du diaphragme placé au centre, il est rare qu'on puisse ainsi remplir complétement le tube central. Il faut, alors, le retourner doucement, dévisser la seconde bonnette et opérer à cette deuxième extrémité comme on l'a fait à la première. On vérifie très facilement que le tube est exactement plein lorsqu'en le plaçant entre l'œil et la lumière, on distingue une colonne liquide parfaitement transparente et semblant solidifiée d'un seul bloc. Au contraire, pour peu qu'il reste de l'air, la vision n'est pas nette, la liqueur paraît toute trouble et agitée, souvent même les rayons lumineux ne peuvent plus passer et il y a obscurité complète.

Dosage du sucre diabétiqne. — On installe le tube au centre de l'instrument et on fixe de nouveau la flamme de la lampe. Si l'urine à essayer ne contient pas de sucre, l'égalité de teinte donnée par la plaque de quartz, à double rotation, n'est nullement troublée. Si, au contraire, il y a du sucre diabétique, les deux moitiés de la plaque biquartz sont colorées de teintes tout à fait différentes dont la nature et l'intensité varieront suivant la richesse saccharine de la liqueur analysée. Quelle que soit cette opposition de couleurs, on la fera disparaître en tournant le disque gradué (dans l'ordre numérique de ses divisions par rapport au point de repère D), jusqu'à ce qu'on ait très exactement rétabli une égalité de teinte parfaite. On regardera alors quel est le degré qui se trouvera en face le point de repère D; supposons que ce soit le 21ᵉ degré, cela signifiera que l'urine essayée contient par litre 21 grammes de sucre diabétique.

Ainsi : *chaque degré du cercle divisé correspond à 1 gramme de sucre de diabète par litre d'urine.*

On peut opérer à la lumière du jour en visant le ciel, surtout lorsqu'il est légèrement nuageux, mais alors, il faut enlever la petite bonnette munie du verre vert I.

Il reste à faire une dernière recommandation qui, pour être d'un intérêt secondaire, n'en a pas moins son utilité; c'est, après chaque opération, de nettoyer parfaitement le tube central et les éprouvettes avec de l'eau aiguisée d'acide acétique ou de vinaigre. Toutes les pièces étant parfaitement nettoyées et essuyées pourront servir à des opérations ultérieures, sans qu'on ait à craindre le moindre trouble dans les liqueurs.

§ III. — Conclusion.

D'après l'exposé ci-dessus, il est évident que, pour l'usage ordinaire des praticiens, l'épreuve par la potasse caustique ou par le lait de chaux suffit pour s'assurer de la présence du glycose dans l'urine. Un tube de verre ou un petit ballon, une lampe à esprit de vin, de la potasse caustique ou un flacon contenant du lait de chaux, tels sont les seuls objets nécessaires. Tout cela est simple, facile à manier et peut être renfermé dans une petite boîte très portative.

Les deux procédés que nous recommandons pour mesurer la quantité du sucre exigent un peu plus de soins. Cependant la manipulation avec la liqueur de Fehling est facile, et, au moyen du tableau, le résultat est promptement obtenu; son emploi a l'avantage de n'être pas dispendieux (1). On acquiert rapidement l'habitude d'employer les polarimètres; mais ils ont l'inconvénient de coûter très cher. Le diabétomètre de Robiquet, dont on vient de lire la description, est celui dont le prix est le plus accessible (2).

---

(1) Une burette graduée ne coûte pas plus de 6 fr.

(2) Diabétomètre Robiquet, 90 fr.; — Albuminomètre de Becquerel, 150 fr.; — Saccharimètre de Soleil, 260 fr.; — Polarimètre de Biot, 350 fr. — Chez Duboscq, opticien, 21, rue de l'Odéon.

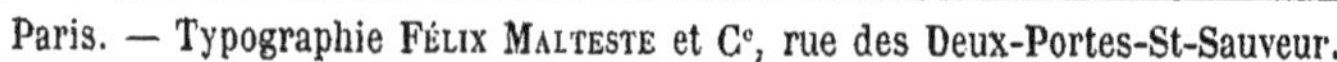

Paris. — Typographie Félix Malteste et Cᵉ, rue des Deux-Portes-St-Sauveur.

9 782019 987961